PAR BONHEUR

AU MÉDECIN PIERROT, POURTANT!

O U

LE JEUNE MÉDECIN

VIS-À-VIS

DU VIEUX,

DANS un Accouchement accompagné de convulsions, avec mention honorable des Juges respectifs.

Semper ego auditor tantum? numquamne reponam?

Par *J.-B. DEMANGEON*, *Docteur en philosophie de l'ancienne Université de Strasbourg, en médecine de l'École de Paris, Professeur d'accouchemens, Membre du Comité central de santé des Vôges, etc.*

PARIS,

Et se trouve chez les Libraires d'Épinal.

Pluviose an XII.

PREMIER

ACCOUCHEMENT

DE MME COLAR.

MADAME Colar, âgée d'environ 20 ans, après avoir été tourmentée sur la fin de sa grossesse, d'une coqueluche de plusieurs mois, éprouva les premiers maux de l'enfantement, le 7 floréal an X, vers les huit heures du soir. Personne ne pouvoit se dissimuler qu'épuisée par une longue maladie, dans un état tout-à-fait cacochyme, encore enfant, et enfant très-indocile à se laisser conduire, cette femme ne dût prendre quelques précautions pour son premier accouchement. Il étoit à craindre surtout qu'après la délivrance, même la plus heureuse, les quintes de toux ne réveillassent quelqu'hémorrhagie ou un dérangement dans les viscères abdominaux. Ce fut probablement dans la vue de parer avec plus de succès à tous les inconvéniens, que Mr Colar fit venir un accoucheur , malgré l'opposition de sa femme qui vouloit accoucher sans Chirurgien ni Sage-femme, dont, disoit-elle, elle se passeroit bien. Ceci suffit pour faire sentir de combien de ménagement il falloit user , tant au moral qu'au physique.

Il n'y avoit auprès d'elle, pour seconder l'accoucheur, que son mari et la *Michelant*, plus connue sous le nom de *Nana* ; femme qui n'a pas le défaut d'être muette, et qui est assez suffisante, pour s'être fait prier plus d'une fois de ménager ses bons avis pour quand le médecin n'y seroit pas. C'est d'ailleurs la trompette du Médecin Pierrot qui, selon elle, n'a pas son pareil dans l'art des accouchemens qu'il n'a jamais exercé (1). D'ailleurs, elle est très - prévenante , et ceux ou celles qui l'emploient, ne manifestent jamais de caprices

---

(1) M.ʳ Pierrot doit cependant avoir fait un accouchement dans sa vie, mais un accouchement si difficile, dit Nana, que jamais on n'en a vu de pareil. Ne pourroit-on pas dire ici :

« Examinons votre petit héros
» Sur son mérite et non sur vos grands mots »

et trouver en dernier résultat, que la grande difficulté de l'opération tenoit à la mal-adresse de l'opérateur? Quoiqu'il en soit, il paroît qu'il n'y est plus retourné.

qu'ils ne la trouvent à l'unisson. Gare le médecin qui troubleroit un si parfait accord,
ou qui n'estimeroit pas à sa juste valeur une
personne si précieuse et si nécessaire dans certaines maisons.

Les maux de Mme Colar, interrompus par
les intervalles ordinaires, se soutinrent assez
bien pendant quelque tems, sans être toutefois très-forts ; et l'accoucheur annonça que,
s'ils continuoient de la sorte, l'enfant devoit
voir le jour vers deux ou trois heures du
matin. C'est ce qui n'arriva pas. Les maux,
au lieu d'augmenter en longueur et en intensité,
commencèrent à foiblir après minuit. Ils ne
fesoient presque plus faire de progrès à la
descente de l'enfant vers trois heures du matin,
à cause des spasmes qui en emportoient l'effet.

On demandoit à tout instant : *cela avance-t-il ?*
A quoi l'accoucheur répondoit : *toujours un
peu, quoique lentement.* Les maux devenus
presqu'impuissans, bien que toujours très-
douloureux vers les quatre heures du matin,
l'accoucheur, questionné de même, répondit
que l'ouvrage n'avançoit guère. La malade
lui dit alors, comme il s'y étoit attendu : *mais
si je n'accouchois pas ?* A quoi il répondit,
qu'elle ne devoit pas avoir cette inquiétude,
et que, quand même les maux cesseroient tout-

à-fait, on auroit toujours bien l'enfant, en employant le forceps. *Qu'est-ce que c'est que le forceps*, demanda Mme Colar ? La réponse fut que c'étoit des branches de fer par lesquelles on saisissoit l'enfant, pour l'amener en dehors, quand les maux n'y suffisoient pas. *Certes, j'aimerois mieux mourir*, dit-elle alors, *que de consentir qu'on employât des fers pour avoir mon enfant.* Nana, loin de saisir l'arrière-pensée de l'accoucheur, saisit à son ordinaire l'occasion de faire valoir son zèle, en disant : *Oh! mais cela est dangereux, cela, les fers.... On n'a plus d'enfant, quand on a été accouchée par les fers.* Sur quoi Mr Colar ajouta : *je n'y consentirois pas non plus.* L'accoucheur débouté de toute part ne voulut rien brusquer ni allarmer personne. Mais étant bien éloigné aussi de retirer une idée qu'il craignoit d'être forcé de reproduire avec plus de succès, lorsque le tems et l'impatience auroient rendu ses contradicteurs plus dociles, il dit tranquillement, qu'il n'y avoit aucun danger à employer le forceps qui, n'étant pas un instrument tranchant, ne pouvoit faire de mal ni à la mère ni à l'enfant, lorsqu'il étoit bien appliqué. Nana, jalouse de soutenir sa thèse, répliqua : *Voyez madame Remy, elle n'a pourtant plus eu d'enfans, depuis que M. Thiriat l'a accouchée par les fers ; et son enfant encore qui est mort.* Pour terminer une conversation qui le contrarioit et l'ennuyoit, l'accoucheur dit que tout cela tenoit à des causes qu'elle ignoroit, et cita des femmes bien portantes avec leurs enfans et enceintes alors de nouveau, quoiqu'ayant été accouchées avec le forceps.

C'est presque toujours une mal-adresse au médecin d'entrer en explication avec de tels gens. Il vaudroit mieux qu'il leur imposât silence, et se retirât, si ses conseils étoient méconnus, vu qu'il répond seul de tout, et que, quand on ne lui trouve point de torts, on est si porté à lui attribuer ceux des autres. Mais l'accoucheur crut que la prudence vouloit qu'il évitât le bruit et usât de ménagemens.

La pointe du jour approchoit, et les maux se perdoient dans leurs intervalles dont ils n'étoient presque plus distincts. Pour remédier aux spasmes ou fausses douleurs qui les entravoient, l'accoucheur n'osant employer la saignée à cause de la pâleur et du peu de forces de la malade, et connoissant déjà son indocilité pour les lavemens, que la tête de l'enfant, descendue en grande partie dans l'excavation du bassin, n'auroit d'ailleurs plus guère permis d'administrer, prescrivit une potion anti-spasmodique qui lui avoit réussi bien des fois. C'étoit dix gouttes de laudanum liquide de Sydenham , avec une demi – once d'eau de camomille et autant de sirop de capillaire , qu'il fit prendre par cuillerées à la distance d'un quart d'heure entre chacune (1).

---

(1) Mr Bataille , Apothicaire, dont l'exactitude et l'ordre ne méritent pas moins d'éloges que sa probité scrupuleuse , a encore sur ses registres ma recette ainsi que celle du mèdecin Pierrot son parent , telles que je les rapporte toutes les deux ; ce qu'il est peut–être bon d'observer , pour prévenir les jugemens et les discours un peu lestes de certaines personnes qui estiment la véracité des autres d'après la leur. Malgré les commentaires de Mme Buquet , de Charmes , mère de Mme Colar , sur cette potion , cela n'a pas empêché l'accoucheur de l'employer encore bien des fois depuis , entr'autres pour Mmes *Gabriel – Villiet* , *Thiriat–Clever*, d'Epinal , M.^{dme} *Labarque* de Charmes , etc. ; et cela avec tant de succès , qu'au lieu d'avoir fait cesser les maux , comme Mme Buquet a eu la bonté de le dire pour sa fille , d'après le compte-rendu de je ne sais qui , les vraies douleurs ont toujours remplacé les fausses , et épargné à toutes ces dames l'accouchement forcé. Les personnes honnêtes que je viens de nommer , et les apothicaires d'Epinal , ainsi que Mr Trévat , Apothicaire à Charmes , peuvent au besoin lever les doutes de Mme Buquet et de ses consorts , si doute il y avoit réellement. Le C.^{en} Demangeon qui manie le forceps avec assez d'as-

Il étoit approchant cinq heures du matin, car on rapporta qu'on avoit attendu que Mr Bataille, qui se lève ordinairement à cette heure-là, fut habillé. La potion, à laquelle on revint deux ou trois fois, ne produisit aucun effet bien marqué. Mr Colar et Nana sommeilloient. La malade vouloit en faire autant. Mais les maux, tantôt plus forts, tantôt plus foibles, la réveilloient. Vers six heures et demie du matin,

---

surance, pour avoir fait, par son moyen, des accouchemens que d'autres accoucheurs de mérite refusoient ou jugeoient impossibles par la voie naturelle, à Epinal, dans ses environs, et en pays étrangers, et cela en présence de confrères instruits, sait qu'il y a encore plus de mérite à savoir rendre inutile une opération qu'à la bien faire. Il sait encore qu'une femme accouchée avec le forceps de son premier enfant, est souvent, sur-tout quand les parties n'ont pas été dilacérées, dans la nécessité de se faire accoucher de même par la suite. Ainsi, en cherchant à épargner des opérations où il est sûr de se faire honneur, et en voulant rendre son ministère inutile pour la suite aux personnes qui lui donnent leur confiance, le C.^{en} Demangeon montre une générosité qu'il est dur pour lui, de voir payer quelquefois par des calomnies. Pour une manière d'agir libérale et basée sur la meilleure intention, le salaire est atroce.

l'accoucheur, voyant la malade affoiblie, lui demanda si elle se sentoit disposée à prendre quelque chose pour la soutenir. Elle souhaita de préférence un peu de café qui ne lui fut donné que plus d'un quart d'heure après. Il étoit très-mauvais et mal apprêté en apparence, peut-être parce que les talens de Nana se trouvent quelquefois en défaut pour de pareils services (1). Quoique Mme Colar en eût peu

---

(1) L'étourderie de cette femme et son inaptitude à soigner les malades étoient si connus du Chirurgien *Lamarche*, qu'après lui avoir donné plusieurs doses de remontrances méritées, il se fit un jour faire un lit chez une femme qu'il avoit accouchée, pour la soigner lui-même, et finit par faire renvoyer Nana tout-à-fait, tant il la craignoit auprès de ses malades. Le C.^{en} Demangeon auroit dû imiter ce dernier trait de sa conduite, pour donner plus de poids aux remontrances qu'il a aussi été obligé de lui faire plus d'une fois. Il y a des Chirurgiens qui, sachant qu'elle est le cheval de bataille du médecin Pierrot, et craignant peut-être qu'elle ne rue, ne font rien pour offenser l'une et font tout pour ménager l'autre; ce qui fait que leur pratique en souffre moins. « Le roseau plie et cède facilement ». Aussi le Chirurgien qui a accouché Mme Colar de son second enfant, se voyant consulté par Mr Colar, qui, après un travail assez long, penchoit pour

pris et sans pain, il paroît qu'elle en eut de la répugnance, et qu'elle ne le digéra pas très-

---

l'application du forceps qu'il ne redoutoit plus tant, depuis qu'il l'avoit vu employer, tandis que la mère Buquet et d'autres femmes étoient d'un avis contraire, imagina, pour se tirer d'affaire, d'envoyer consulter Mr Pierrot, qui répondit qu'on pouvoit appliquer le forceps. C'est ainsi qu'avec un peu de condescendance pour les faiblesses humaines, et qu'en partageant, au besoin, la chausse d'*Hippocrate* avec une garde-malade, un habile homme se tire d'un mauvais pas ou se met au moins à couvert. En agissant ainsi, la crainte des accidens, partageables entre deux, est moins forte, et, vaille que vaille, on agit plus hardiment. Sans cette prudence qui fit intervenir une autorité majeure, la mère Buquet ayant à cœur sa retraite forcée durant l'opération, eût pu critiquer celle-ci, quelque bien faite elle eût d'ailleurs été ; car c'est une femme à qui il faut la sanction d'un Mèdecin d'esprit pour la faire taire. Il en est encore résulté un autre avantage pour le consultant ; c'est que le consulté, après l'avoir beaucoup décrié auparavant, le vante à présent comme le plus *grand* Mèdecin d'Epinal, non sans avoir modestement posé en prémisses, qu'étant trop vieux il ne veut plus parler de lui-même. Si l'un des deux avoit moins de mérite qu'il n'en a, ceci nous rappelleroit le proverbe latin, *asinus asino pulcher* ou *asinus asinum fricat*.

bien; car elle ne tarda pas à se trouver plus mal, à avoir le pouls plus accéléré et le visage plus coloré qu'auparavant. L'appartement n'étant éclairé qu'au petit jour, chacun avoit encore les paupières appesanties, excepté l'accoucheur qui, comme ont pu l'appercevoir toutes ses pratiques, sait en pareil cas, résister avec succès à son sommeil qu'il sacrifia ici bien évidemment à l'ingratitude, pour ne rien dire de pis.

Voyant la malade, après avoir paru supporter ses maux avec beaucoup de peine, devenir, contre son ordinaire, presqu'indifférente sur son état, ses yeux plus saillans, son teint plus coloré, ses idées moins cohérentes, et son pouls plus élevé et plus accéléré qu'auparavant, l'accoucheur demanda à la saigner, pour remédier à la congestion vers le cerveau, et prévenir des convulsions qu'il craignoit.

Quoiqu'il soit très-ordinaire de laisser les femmes plusieurs jours en travail, qu'il soit de principe de n'employer les instrumens, que quand on a perdu l'espoir de voir les maux se ranimer, ou qu'il s'annonce quelque danger qui empêche d'en attendre le retour et l'effet, l'accoucheur auroit peut-être pu aussi demander alors formellement l'application du forceps; quoique les maux durant à peine depuis douze heures, n'eussent pas encore cessé et qu'aucun danger ne se fût annoncé jusqu'alors (1). La crainte

---

(1) Voici comment le savant et illustre *Sabatier*, Professeur de l'Ecole de médecine de Paris, etc., parloit, il y a peu de temps, à l'Institut National dont il est membre, et qui l'avoit chargé de lui faire un rapport sur le forceps non-croisé du C.^{en} *Thenance*, Chirurgien de Lyon, y exerçant l'art des accouchemens depuis plus de vingt ans :

« Quelques observations, fruits de la pratique du C.^{en} *Thenance*, terminent son ouvrage, et celles qui ont pour objet l'application de son forceps au cas où la tête d'un enfant est restée dans la matrice, à la suite d'un accouchement malheureux, ne sont pas les moins précieuses, parce que plusieurs confirment ce que l'on savoit déjà, que souvent les contractions de la matrice suffisent pour expulser cette tête, pendant que les efforts de l'art, imprudemment appliqués, c'est-à-dire, dans le tems où les forces sont épuisées, exposent les femmes à périr. Aussi le C.^{en} *Thenance* recommande-t-il de ne pas faire usage du forceps avant vingt-quatre ou trente heures ». *Voyez le journal de Médecine par les C.^{ens} Corvisart, etc., de Nivôse an XII, p.* 376.

Mr Colar, Nana, la mère Buquet et ses filles en savent plus que ces illustres Chirurgiens et que tous les Instituts, car ils ont accusé le C.^{en} Demangeon qui répondoit de tout et eux de rien, pas même de leur langue, d'avoir laissé perdre les

de rien donner au hasard, et celle de frapper l'imagination de la malade qui s'étoit expliquée à cet égard, lui firent donner la préférence à un moyen plus doux, moins effrayant et généralement recommandé en pareil cas par tout ce qu'il y a de médecins et d'accoucheurs

---

maux et trop tardé à opérer. Il est à présumer que ces bonnes gens pensent qu'un accoucheur peut introduire sa main par la bouche d'une femme, ou lui faire une ouverture au ventre pour pousser son enfant dehors ; ou qu'il peut le saisir par les cheveux qu'il n'a pas, ou enfin glisser ses mains dans le corps de la mère de chaque côté de la tête de l'enfant immobile dans les détroits, parce qu'elle y est déjà trop étreinte ; car il n'y a pas d'autres moyens de ne pas laisser perdre les maux, comme ils disent fort élégamment, que de pousser l'enfant par derrière, ou de le saisir, pour le tirer en dehors par devant. Ce dernier mode qui ne peut se pratiquer qu'en retournant l'enfant, n'a pas encore été conseillé par les gens de l'art, lorsque la tête de l'enfant, en bonne position, a été poussée régulièrement dans l'excavation du bassin, et qu'elle la remplit exactement ; parce qu'alors la mort de l'enfant et celle de la mère en seroient le résultat le plus probable. Qu'il fait beau raisonner des choses où l'on n'entend rien devant ses pairs ! Les absurdités ne sont senties ni relevées par personne, et chacun s'admirant dans ses raisonnemens, oublie la longueur de ses oreilles.

instruits. En supposant d'ailleurs , contre la vérité, que l'accouchement forcé eût été accordé sans réplique, comme il n'auroit pu se faire aussi promptement que la saignée , à raison des préparatifs , nul doute qu'il n'eût été prévenu ou interrompu par les convulsions. Dans ce cas , l'accoucheur étoit sans contredit accusé de tout le mal qu'il auroit eu intention de prévenir (1). Et en effet,

---

(1) Je me contenterois d'en appeler , sur ce que j'avance, à la conscience et à la bonne foi des personnes intéressées, si, d'après ce qui s'est passé, je pouvois leur en supposer. Mais ce qu'ils ont dit y suppléera suffisamment. Sans avoir la moindre notion de l'art des accouchemens, et sans se mettre en peine de la vérité, en consultant quelqu'homme de l'art, instruit et loyal , on a avancé avec la suffisance que donne une fortune plus rapide que l'éducation, que le C.^{en} Demangeon avoit eu tort de ne pas employer plutôt les fers; quoique plus tard, quand le danger d'attendre fut devenu évident et imminent , on ait refusé de consentir d'abord à la demande formelle qu'il en fit. Qui peut douter d'après cela, que cette demande faite plutôt , n'eût été encore plus mal reçue , et qu'on n'eût attribué à l'impression qu'elle ne pouvoit manquer de produire sur l'esprit de la malade, les convulsions qui se déclarèrent peu après? Si l'accoucheur, pour vaincre la résistance, avoit

quoiqu'il n'eût pas, en agissant de la sorte, créé la première cause des convulsions, il eût néanmoins été probable qu'il en auroit hâté les attaques, soit en frappant l'imagination de la malade, soit en brusquant la dilatation de

---

pronostiqué le mal qu'il craignoit, l'auroit-on cru sur parole? non sûrement; on seroit allé aux avis, après s'être bien récrié contre lui, comme on y alla lorsque l'évidence parloit, la malade frappée eût été prise de convulsions plutôt; l'accoucheur contrarié se seroit peut-être retiré, et elle périssoit. Vu ce qui a été dit, rien n'auroit empêché de dire alors, qu'il avoit réalisé son pronostic, en inspirant la frayeur et l'alarme, ou, pour trancher le mot, qu'il l'avoit tuée. Quoique l'on fasse, il y a donc toujours des personnes qui se plaignent qu'on brûle leurs bottes en les graissant, comme il y en a qui s'acquittent de la reconnoissance par l'injustice et les calomnies. Si les plus sots et les plus ignorans sont toujours les plus prompts à juger péremptoirement, ils sont aussi les plus entêtés de leurs idées, et les plus inaccessibles à la raison. Essayer de les faire revenir par des autorités, c'est aussi peine perdue, parce que, outre qu'ils se plaisent dans leur sens, ils se croyent les plus compétens à prononcer sur tout. Cependant, pour que personne n'ignore combien il eût été facile d'accuser l'accoucheur avec plus de vraisemblance, s'il eût agi autrement, il ne sera peut-être pas inutile de rapporter quelques passages tirés de l'oul'orifice de la matrice , qui en auroit pu conserver quelques traces de violence. Après

---

vrage de *Baudelocque*, généralement reconnu pour le meilleur qui existe sur les accouchemens.

« 1097. Les convulsions de cette espèce peuvent dépendre des grandes et subites impressions de l'ame , de la pléthore sanguine , ou d'une perte excessive , de la plénitude des premières voies , de l'extrème sensibilité de la fibre utérine , de l'extrème distention du bord de l'orifice de la matrice ». Voyez *l'Art des accouchemens par Baudelocque , Professeur à l'École de Santé de Paris , &c.* 3.e Édition , 1.er vol. , p. 381.

« 1098. De l'état de perturbation que nous observons chez la plupart des femmes , lorsque le travail de l'accouchement est dans sa plus grande force , et sur-tout le travail du premier accouchement , à l'état de convulsions , le passage est rapide ». Voyez *le même* , p. 382.

« 1106. On emploiera utilement les bains , les anti-spasmodiques dans quelques-uns de ces cas , soit pour prévenir , soit pour calmer les convulsions ; mais rien ne sauroit remplacer la saignée où il y a quelque marque de pléthore sanguine , ou lorsque la convulsion a donné lieu à l'engorgement du cerveau. Les auteurs ne sont pas d'accord sur le lieu où l'on doit ouvrir la veine ; les uns conseillent la saignée du pied , d'autres la saignée du col , et la plupart celle du bras ». Voyez p. 336 *du même Ouvrage.*

« 1109. En suivant de près ce qui se passe dans le cas de convulsions , on remarque qu'elles n'interrompent pas toujours la marche des douleurs de l'accouchement , soit qu'elles les eussent provoquées , soit que ces douleurs elles-mêmes les eussent précédées. Tous les auteurs citent des exemples de femmes qui sont accouchées naturellement après plusieurs accès de fortes convulsions , et d'autres dans le moment des convulsions mêmes , soit qu'elles laissassent quelques tergiversations sur les effets que devoit avoir la saignée proposée, dont l'accoucheur

---

des intervalles lucides, ou que la perte de connoissance fût permanente. La marche du travail, dans la plupart de ces cas, semble même plus rapide qu'en d'autres, puisque souvent on a trouvé l'enfant entre les jambes de sa mère, quoiqu'un instant auparavant on n'eût remarqué aucune disposition à l'accouchement «.

« 1110. Il résulte de ces observations qu'il ne faut pas se presser d'opérer l'accouchement, quand la nature paroît disposée à le faire d'elle-même, quelque soit le caractère et la force des convulsions. . . . . ». *Idem, p.* 389.

« 1111. Les convulsions qui ne se manifestent que dans le cours du travail de l'accouchement n'ayant souvent d'autres causes que l'excès de la douleur, que l'extrème sensibilité qu'acquièrent alors les fibres de la matrice, que le tiraillement qu'éprouvent celles du col de ce viscère, lorsqu'il s'ouvre difficilement, de même que les parties extérieures ; que le volume du sang augmenté par la chaleur que développent des efforts suivis ; que l'engorgement des vaisseaux du cerveau, &c., semblent exiger des secours différens, et demandent moins de délai pour l'accouchement. Si elles se soutiennent avec perte de connoissance, après une ample saignée, on ouvrira la poche des eaux afin de diminuer le volume de la matrice, d'en relâcher la fibre, d'en calmer l'excès de sensibilité et d'irritabilité qui ne sont alors portées à ce point qu'accidentellement, et bien plus pour affoiblir la compression que ce viscère exerce sur l'aorte inférieure, et rappeler ainsi le sang en plus grande quantité dans les vaisseaux du bas ventre et des extrêmités. On opérera l'accouchement complétement, si les convulsions subsistent avec la même force après l'administration de ces premiers secours, à moins qu'il ne paroisse disposé à se faire promptement ». *Voyez p.* 390 *de l'Ouvrage précité.*

Qui auroit cru, M.ʳ Colar, que le C.ᵉⁿ Demangeon avoit si bien médité et retenu les leçons

de

coucheur n'avoit garde d'indiquer le principal motif, se contentant de dire qu'elle raniméroit les maux, on en fit lentement les préparatifs, en cherchant de quoi faire une bande et une compresse.

---

de ce savant professeur, pour en faire aussi à propos, qu'il le fit chez vous, la juste application? Nana, Mme Delorme et la mère Buquet ne vous l'auroient sûrement pas fait soupçonner, non plus que les médecins que vous lui avez fait succéder, parce qu'en supposant qu'ils s'en doutassent eux-mêmes, leur intérêt ne les portoit pas à être trop juste : *Noli esse justus nimis.* Il faudroit être fou pour faire rendre, contre son intérêt, justice à un confrère comme l'a souvent fait le C.^{en} Demangeon, sur-tout à Épinal. Cependant ces préceptes, sauf meilleur avis, valent les leurs et les vôtres. C'est bien dommage que vous n'ayez pas su cela plutôt, pour donner une toute autre direction à votre critique, que vous avez eu la gaucherie de faire tomber précisément sur ce qui fait le plus d'honneur à la pratique éclairée et circonspecte de l'accoucheur. Peut-être même n'auriez-vous pas trop mal-fait de vous taire, conformément au latin qui dit : *ne sutor ultra crepidam*, sans vous immiscer dans les coteries de femmes qui ont assez de leur langue, sans un renfort de la vôtre, sauf toutefois le bon plaisir de chacun. Mais on perd sa sagesse avec les femmes, et com-

2

Du tems que Mr Colar, sans doute, pour vaincre le sommeil qui l'accabloit, et auquel il avoit résisté jusqu'à la pointe du jour, alla

---

ment ne pas croire ce qui sortoit de la belle bouche de Nana? *Uxorius homo.* Il y a plus. La justesse de ces préceptes, dont les esprits judicieux comme le vôtre sont révoltés, est confirmée par l'existence de votre femme qui doit la vie, ainsi que beaucoup d'autres, à leur sage et prudente application. Ce n'est pourtant pas pour détromper des personnes qui n'ont jamais été trompées qu'à bon escient et volontairement, que les citations précédentes ont été faites; c'est uniquement pour régler le jugement du public à leur égard, aussi bien qu'à l'égard du C.^{en} Demangeon; car, *comme on connoît l'arbre à ses fruits, on connoît aussi l'homme à ses œuvres et encore un peu à ses discours, aussi bien que la femme.*

Cependant pour voiler les parties honteuses de leur esprit, ces braves gens ont encore une ressource; c'est de comparer le second accouchement de Mme Colar au premier, en glissant légèrement, ou mieux en se taisant, sur les mots *premier, coqueluche, docilité, contrariété, prévoyance, expérience, renfort d'autorité médicale &c.*

Les vrais torts du C.^{en} Demangeon n'ont aucun rapport à l'accouchement de Mme Colar qui est pleine de vie et de santé. En voici quelques-uns de réels. Il a eu tort d'observer que, lors

prendre l'air, Nana restée seule avec l'accoucheur, l'aida à faire la saignée qui se trouva interrompue par un accès de convulsions.

---

du mariage du C.en Guillot son beau-frère avec une demoiselle Buquet, on auroit dû, au dîner que donnèrent à cette occasion 'les parens de la mariée, avoir assez d'honnêteté et de politesse, pour ne pas laisser la respectable veuve Guillot, mère du nouveau gendre, derrière la porte de la cuisine, à côté même de la cuisinière qui vint sur la fin du repas, ni ramasser toute sa famille au même bout, aux places les plus incommodes, durant le service, et les plus exposées aux courans d'air; et qu'il étoit surprenant qu'il n'y eût eu que M.r Delorme, qui étant toujours honnête, voulut faire prendre sa place à la personne la plus respectable de la société, pour réparer ce défaut d'égards qui blessoit toutes les régles de la bienséance et heurtoit l'usage reçu.

Le C.en Demangeon n'a pas eu moins de tort de dire, comme il le croyoit, que M.me Delorme, femme robuste, jouissant de la meilleure santé, et ayant déjà nourri son premier enfant, pouvoit, comme le font toutes ses sœurs, aussi nourrir celui dont il l'avoit accouchée, lorsqu'il fut consulté à ce sujet par M.r Delorme. Au bout d'environ huit jours de cet allaitement, conseillé pour le bien de l'enfant et la satisfaction des parens qui lui en paroissoit inséparable, M.me Delorme eut une révolution si terrible,

2 *

L'accoucheur engagea Nana à ne point faire de bruit, en lui disant que le calme alloit revenir, comme il revint en effet. Il achevoit de bander le bras saigné, quand Mr Colar rentra. Voyant approcher un second

---

qu'elle fut obligée de se mettre au lit, parce qu'elle avoit cru que son enfant en remuant alloit tomber. Quelle preuve touchante de la tendresse maternelle! C'est alors qu'on envoya aussitôt chercher le médecin Pierrot qui décida d'emblée, fortement appuyé par Nana qui l'avoit déjà bien dit, elle, que l'extrême sensibilité de madame ne lui permettoit pas de nourrir elle-même ses enfans, qu'en conséquence il falloit mettre celui-là à nourrice le plutôt possible. On sent bien que le C.^{en} Demangeon n'ayant pas eu la même sagacité, perdit à juste titre toute confiance auprès de Mme Delorme. Aussi fut-ce en vain qu'il observa que la nourrice déjà assurée d'avance, étant vieille au lait pour avoir déjà allaité deux enfans, pourroit bien ne plus suffire à un troisième, comme cela arriva en effet. Cependant le remède de Mr Pierrot et de Nana fut bon, car, l'enfant parti, Mme Delorme se leva toute remise de sa révolution, et recouvra de suite un appétit qu'elle n'avoit jamais perdu. C'est à de pareilles cures que l'on reconnoît les bons médecins du nombre desquels le C.^{en} Demangeon n'est plus, pour d'autres raisons encore, comme la suite l'apprendra.

accès de convulsions, l'accoucheur lui dit:
*M.r Colar, il faut accoucher votre femme
par le forceps. Oh !* dit-il en se grattant
l'oreille, *que diable voulez-vous faire avec
votre forceps? S'il ne le falloit, je ne le pro-
poserois pas,* répliqua l'accoucheur, *et ce qui
vous fait voir que je ne l'emploie que quand
l'usage en est indispensable, c'est que j'ai
passé la nuit auprès de votre femme sans en
demander l'application.* M.r Colar ayant l'air
un peu déconcerté, repartit: *Au moins vous
ne l'emploierez pas que je n'aie été parler
au médecin Pierrot.* A quoi l'accoucheur dit:
*Vous ferez ce que vous voudrez, mais il n'y
a point de tems à perdre.* Là-dessus M.r
Colar écrivit sur un billet, avec lequel il envoya sa domestique: *M.me Demangeon est
priée de donner le forceps de son mari.*
Ayant mis ses souliers et pris son chapeau,
il sortit aussi pour se rendre chez le médecin Pierrot, qui logeoit alors assez loin
de chez lui, et qui probablement étoit encore au lit, car nous apprîmes au retour
qu'il alloit s'habiller pour venir.

Du tems que l'on délibéroit, sans con-
naissance de cause, s'il seroit permis à l'accoucheur, de faire ce qu'il avoit jugé urgent
d'exécuter pour la conservation de sa ma-

lade , les convulsions redoublèrent de fré-
quence . de violence et de longueur, et n'eurent plus d'intervalles lucides , l'apoplexie
leur succédant alternativement. C'est alors
que Mme Colar, roulant des yeux effrayans,
étoit dans une agitation violente de tous les
membres et de tous les muscles, rendoit l'é-
cume à gros flocons par la bouche et les
narines , fesoit des contorsions hideuses ac-
compagnées de grincemens de dents, et tom-
boit ensuite dans une espèce de sommeil
stertoreux, ayant la respiration laborieuse et
suffocante , les mâchoires fortement resser-
rées, la face rouge, violette et tuméfiée, les
yeux saillans, les veines jugulaires fortement
prononcées, le pouls fort et fréquent; état
qu'elle quittoit bientôt pour retomber dans
la tourmente de l'agitation. Les membranes
ne présentant point de poche d'eau en avant
pour pouvoir les percer, l'accoucheur ne
voyoit de remède que dans l'accouchement
forcé, devenu, par la violence du mal, encore plus urgent. C'est pourquoi il dit, sans
s'inquiéter de l'avis donné, quand Mr Colar
rentra : *Monsieur , il faut accoucher votre
femme sans délai, bon gré malgré, si vous
voulez la sauver; il n'y a médecin qui tienne,
vous me ferez juger par toutes les facultés
du monde, si vous voulez, après l'accouche-*

ment. Cela fut prononcé d'un ton ferme, ins-piré par le danger dont l'imminence s'étoit beaucoup accrue durant la consultation in-tempestive. Comme on avoit, je crois, ré-pondu qu'il falloit laisser faire l'accoucheur, ce mari, jusqu'alors défiant et irrésolu, répon-dit : *Eh bien! il n'y a qu'à l'accoucher; votre forceps est à la cuisine.* Dès que *l'embargo* fut levé, l'accoucheur alla chercher son for-ceps posé sur un dressoir à la cuisine (1).

(1) Il ne faut pas s'étonner de voir figurer ici un mot déplacé en apparence ; il n'est là que pour ne pas donner un démenti trop for-mel à M.r Colar qui a eu la complaisance de dire qu'il ne s'étoit pas *opposé* à l'accouchement de sa femme par le forceps, peut-être de peur de se réfu-ter lui-même sur ses autres assertions. En parlant de la sorte, vous aviez donc oublié, M.r Colar-Véto, ce que vous aviez dit à l'accoucheur avant d'aller chez le mèdecin Pierrot? Vous ne saviez sûrement plus pourquoi vous y aviez été, ce que vous lui aviez demandé, ni ce qu'il vous avoit répondu? Ou bien y auroit-il un vrai et un faux Colar, comme il y a, au théâtre, un vrai et un faux Sozime? Auriez-vous donné le démenti à votre conscience, pour vous soustraire à des reproches qui ne pou-voient être qu'injustes relativement à l'accouche-ment de votre femme, puisque, par les soins que vous lui donnâtes ensuite, et votre empres-sement à faire tout ce qui pouvoit lui être utile,

Ne comptant pas assez sur les secours, d'ailleurs insuffisans, de M.ʳ Colar et de Nana, il pria en même tems qu'on fît venir deux femmes courageuses pour l'aider.

C'étoit à pourvoir à ces secours et à d'autres objets nécessaires, que M.ʳ Colar, si

---

vous avez plus que suffisamment justifié votre intention ? Si un peu plus d'estime de vous-même vous ramène jamais à la vérité, vous voudrez bien en faire part à la mère Buquet qui, répondant toujours d'elle et de ses enfans, a daigné dire officieusement à des personnes qui lui observoient que vous vous étiez opposé à l'accouchement forcé la première fois que le C.ᵉⁿ Demangeon le demanda, que ce n'étoit pas vrai, et que l'accoucheur disoit des mensonges pour s'excuser. Si la mère Buquet ne s'est pas trompée, et qu'elle n'ait pas voulu dire, *M.ʳ Colar*, au lieu de, *l'accoucheur*, son modèle ne vaut rien pour juger les autres, sur-tout les mèdecins qui ayant plus besoin de l'estime du public que des rentiers, tiennent moins à l'infaillibilité qui n'est l'appanage de personne, qu'à la vérité qui doit être dans la bouche de tout homme d'honneur. Il faut croire que M.ʳ Colar et la mère Buquet n'y regardent pas de si près, quand ils parlent. Ou bien, *Vous n'emploierez pas le forceps que je n'aie été parler au mèdecin Pierrot*, signifioit peut-être : Employez le forceps du tems que, pour me décider à vous le permettre, prompt à accuser la lenteur salutaire de l'accoucheur, devoit s'appliquer du tems qu'on alloit chercher le forceps, et non perdre un

---

j'irai prendre des avis que je n'ai pas envie de suivre. Cette explication feroit encore plus d'honneur à votre esprit, que la supposition d'un mensonge n'en fait aux sentimens des personnes généreuses qui en sont si libérales.

Le C.^{en} Demangeon qui n'a pas plus qu'un autre homme le don d'être infaillible, auroit pu, sans se déshonorer, faire quelque faute dans l'accouchement de Mme Colar, malgré tous les soins et la prudence qu'il apporte constamment pour n'en point commettre; et alors on l'auroit jugé d'après son intention dont la pureté et la droiture n'admettoient pas, sans dureté et injustice, de jugement sévère, en supposant même l'insuccès au lieu du succès. *Quid quid agant homines, intentio judicat omnes.* C'étoit probablement aux yeux des personnes délicates dont on parle, une mauvaise intention, ou même une malice noire de la part de l'accoucheur, de passer une nuit entière sans dormir près d'une femme dans les maux, plutôt que de recourir de bonne heure aux instrumens, pour lui arracher son fruit, même avant l'ouverture de la matrice, et la disposition de toutes les parties à une sortie favorable, n'importent les déchiremens, les mutilations et le danger de mort pour deux êtres. En disant après cela, que Mme Colar devoit se fé-

tems si précieux à prendre des avis au moins inutiles. Alors tout étant prêt à l'ar-

---

liciter d'être estropiée ou morte avec son enfant, parce que cela avoit prévenu des convulsions, qu'on pouvoit tout au plus présumer avec des connoissances et de l'attention; on ne peut douter que Mme Buquet et Mr Colar n'eussent, par un mouvement de leur honnêteté naturelle, remercié et récompensé généreusement l'accoucheur pour un si beau service dont ils n'auroient nullement douté. Néanmoins, c'est pour avoir toujours agi de la même manière et avec la même intention que dans l'accouchement de Mme Colar, que le C.^{en} Demangeon a le bonheur de n'avoir jamais perdu aucune femme qui se soit confiée à lui, ou seulement qui lui ait été remise en connoissance pour l'accoucher; ce qui porteroit à croire, que les plus célèbres médecins n'ont pas tout-à-fait tort de recommander la patience aidée de la circonspection, comme la première qualité d'un accoucheur. Aussi qu'est-il résulté de tous ces discours contre le C.^{en} Demangeon? On a fait tant d'honneur aux personnes qui les débitoient, qu'on ne les a pas crues. C'est même dans le tems qu'elles les fesoient circuler avec la plus grande activité que celui qui en étoit l'objet, fit deux maladies très - graves par l'excès de fatigue que lui donnoit sa pratique. Le C.^{en} Demangeon lui-même s'inquiétoit si peu des torts qu'on lui forgeoit à plaisir, qu'au relever d'une première maladie, il ne craignit

rivée de l'instrument, sa femme se fût trouvée accouchée après deux ou trois accès de convulsions, et n'eût été nullement exposée comme elle le fut (1). Quoiqu'il en soit, on

---

pas d'exposer sa réputation ainsi attaquée, à un insuccès presque certain, quoique sa convalescence lui donnât un prétexte plausible de l'éluder. Il brava le plus gros tems qu'il ait fait l'hiver dernier, pour aller accoucher dans la tranchée de Docelle, à une bonne lieue d'Épinal, la femme d'un nommé *Thiébaut* qui se mouroit à la suite d'une perte négligée et que l'on avoit déjà ranimée plusieurs fois avec du vinaigre, lorsqu'on vint le prier d'y aller. Mais quelle différence dans les sentimens ! Cette pauvre femme qui fut accouchée sans maux et qui, ayant été sauvée, jouit à présent de la plus brillante santé, cette femme qui n'habite qu'une baraque de bois éclairée seulement par la cheminée et tout d'une pièce où tout est renfermé, a paru encore plus reconnoissante que d'autres, d'une fortune tout opposée, ne se montrent ingrats. Ainsi la pauvreté se fait honorer et respecter par où la fortune se rend odieuse et méprisable.

(1) Le C.en Demangeon avoit, quelque tems avant l'accouchement de M.me Colar, été appelé pour accoucher la femme d'un nommé *Gérard*, Tisserand, logé chez M.r *Jacquemin* le jeune, Boulanger, près le Boudiou, à la petite ville. Cette femme eut aussi des convulsions qui lui firent

appela, mais bien plus tard qu'on ne l'auroit pu faire et qu'on ne l'auroit fait, sans une résistance et une défiance aussi outrageantes que déplacées, et non prévues par l'accoucheur, qui croyoit n'avoir rien fait pour les mériter, on appela Mmes *Laurent* et *Bedel* qui furent très-utiles par leur intelligence, et dont la

---

perdre connoissance tout-à-fait. L'application du forceps proposée fut adoptée sans réplique, parce que le simple bon sens vaut mieux que la fausse logique. Le résultat fut que la malade, accouchée après le deuxième ou le troisième accès de convulsions et à son insçu, recouvra à l'instant le calme et l'usage de tous ses sens. Elle sortit assez bien rétablie cinq jours après son accouchement, pour porter à manger à son mari, dont le métier étoit dans une autre maison, et cela sans avoir pris de potion du médecin Pierrot ni de qui que ce soit, parce qu'en bonne logique, *cessante causâ, cessat effectus*. Le fait est connu et peut encore être vérifié; car, quoique cette femme qui est une fille de Mr *Antoine*, Boulanger à Nanci, soit retournée en cette ville, les personnes chez qui elle logeoit avec son mari, et les aides qui se trouvèrent à son accouchement sont ici. Si Mr Colar fut moins avisé que ce tisserand, c'est peut-être parce qu'il ignoroit , quoiqu'étant chasseur, il dût le savoir, que *du tems que le chien chie, le loup s'en va.*

Principiis obsta. Sero medicina paratur ,
Quum mala per longas invaluere moras. *Ovid.*

dernière, intime de Mme Delorme, a aussi un peu prêché pour son saint, à la vérité l'un des plus grands du paradis, dont le C.^{en} Demangeon a aussi fait quelquefois le panégyrique, sans que pour cela il lui ait valu la moindre indulgence. Mr Colar lui - même, très-attentif à secourir sa femme, fut de la plus grande utilité par la suite. L'accoucheur ayant eu soin de faire tenir d'avance de l'eau chaude toute prête pour ôter la fraîcheur du forceps, et tout ce qui pouvoit d'ailleurs être utile ayant été prévu, à l'arrivée des aides qu'il attendoit, il fit donner de suite la position convenable à la malade pour pouvoir opérer. Celle - ci, plongée durant l'intervalle des convulsions dans un sommeil apoplectique, présentoit une masse lourde, flexible et très-difficile à déplacer; ce qui fit qu'on la laissa glisser sur le plancher, en la mettant en travers sur le bord de son lit. Dès qu'elle fut placée, l'accoucheur fit l'application du forceps, ce qui ne fut pas long; car, tant pour l'application que pour avoir l'enfant, il s'écoula au plus 3 ou 4 minutes. L'enfant dehors, il vint, par l'effet des convulsions, un jet de sang énorme qui se modéra bientôt par l'usage d'une compresse d'oxicrat sur le bas ventre. Les convulsions passées, l'accoucheur fit respirer à la malade de l'eau de Cologne, d'après l'idée même de M.ʳ Colar qui dit en avoir à la maison. Il en pénétra aussi, en lui en frottant les lèvres, quelques gouttes dans la bouche, lesquelles se trouvèrent mêlées à l'écume qui y abondoit. L'attaque suivante fut plus long-tems à revenir et dura moins, sans doute par l'effet de l'accouchement qui, en débarrassant le bas-ventre de la compression exercée par l'enfant, et en désemplissant les vaisseaux sanguins qui s'y distribuent, y facilita le reflux du sang qui engorgeoit le cerveau : *sublatâ causâ, tollitur effectus.* Comme les extrêmes se touchent, et qu'on voit les convulsions suivre les trop grandes pertes de sang aussi bien que son afflux extraordinaire dans le cerveau, l'accoucheur ne perdoit pas de vue ce qui se passoit vers la matrice, qui, par ses soins, se durcit bientôt et lâcha le délivre.

Enfin, le médecin Pierrot arriva tout habillé et trouva fait l'ouvrage qu'il auroit peut-être entravé, s'il eût été présent, par l'envie de se faire valoir. Il dit, comme il le fait ordinairement, lorsqu'il voit un malade qu'il ne traite pas, soit comme son ami en l'absence de ses confrères, soit comme consultant er leur présence, il dit : *Soyez tranquille, ce ne sera rien.* La malade ne l'écouta pas, car au lieu d'être tranquille, elle eut encore un accès de convulsions moins long à la vérité et moins fort que les précédens, parce que le cerveau n'ayant pas été engorgé tout d'un coup, ne pouvoit pas non-plus se dégorger subitement. C'est pourquoi Mr Pierrot proposa au C.^{en} Demangeon, qui n'avoit rien voulu prescrire avant l'arrivée d'un confrère prépondérant en confiance, la potion suivante :

℞. Eau de canelle orgée, eau de scordium, de chacune deux onces ; eau de mélisse composée, un gros ; sirop de capillaire, une once ; liqueur d'Hoffmann, 25 à 30 gouttes.

L'accoucheur, qui aime beaucoup que les mèdecins soient d'accord au lit des malades, crut devoir consentir sans objection à l'usage de cette mixture, tant par égard pour un confrère presque octogénaire, qu'en faveur des gouttes d'Hoffmann et de l'eau de mélisse composée dont on auroit pu se contenter, d'autant plus que cette dernière contient déjà de la canelle (1). On dit à Mr Pierrot qu'on

------

(1) La canelle et le scordium sont rangés au nombre des échauffans, des sudorifiques et des emmenagogues, par tous les Mèdecins français et étrangers. Voyez les Matières médicales de *Desbois de Rochefort*, de *Lieutaud*, de *Vitet*, etc. « Elle

s'étoit déjà servi d'eau de Cologne, et il ap-
prouva qu'on s'en servît à l'intérieur, en at-
tendant que son ordonnance s'exécuteroit.
Lorsque

(la canelle) échauffe beaucoup, elle réveille puis-
samment les forces vitales et musculaires, elle di-
minue l'expectoration, le cours des urines ; elle
constipe . . . ; elle est ordinairement nuisible dans
les maladies convulsives » dit le dernier, p. 519.
Voici comme *Lieutaud* s'exprime p. 339 du tom.
I.er : « Elle (la canelle) favorise l'apparition des
règles, l'accouchement et la sortie des vidanges ».
Le même auteur observe, p. 393 du tom. III.e,
que l'usage de la canelle augmente l'effervescence
du sang et doit être défendu aux personnes délicates, à celles qui sont incommodées de la toux
ou qui sont d'un tempérament sanguin, etc.

Desbois de Rochefort dit, p. 422 du tom. I.er :
« La canelle est un sudorifique alexitère fort es-
timé. . . . Elle réveille le genre nerveux, et est
utile, sous ce rapport, dans quelques fièvres érup-
tives, quand il y a défaut de ton, dans les fièvres
malignes et putrides » . . . Et p. 425 : « le scordium . . . mérite une place distinguée parmi les
feuilles sudorifiques. Le scordium est un des meil-
leurs sudorifiques échauffans », etc.

Il ne falloit sûrement pas alors échauffer M.me
Colar déjà trop échauffée et inondée de sueurs par
l'effet des convulsions, ni réveiller, mais plutôt
calmer le genre nerveux trop excité chez elle. Je
laisse

Lorsque l'accoucheur, qui étoit à tout, eut
administré une petite cuillerée d'eau de Cologne

---

laisse à décider, s'il falloit provoquer l'éruption des
règles, la sortie de l'enfant et les vidanges chez cette
femme, s'il falloit supprimer la toux dans une
coqueluche non-guérie, arrêter les évacuations al-
vines, etc., etc.

Ces remèdes ne pouvoient donc guère convenir
que pour relever le ton de l'estomac qui avoit mal
digéré son café. Mais M.ᵣ Pierrot savoit-il que
la malade en avoit pris? C'est ce dont je doute.

Pourquoi l'accoucheur n'empêchoit-il donc pas
l'addition de ces remèdes dans la mixture, dira-t-on?
C'est qu'il n'ignoroit pas l'état de l'estomac de la
malade, et qu'il croyoit qu'elle en prendroit assez
peu, pour n'en pas souffrir, d'autant plus qu'il
n'avoit pas réussi à lui faire prendre des remèdes
contre la coqueluche auparavant. D'ailleurs, pou-
voit-il raisonnablement résister à un mèdecin qu'il
savoit, par expérience, être fort entêté, rendre
des oracles sans explication et fondre en raison
comme un caillou au soleil? Quand l'accoucheur
n'auroit pas sû l'histoire de la vomique que cet
Esculape forgea à M.ᵉˡˡᵉ Derosières sa parente ;
pour ne pas lui donner un vomitif qu'un de ses
confrères avoit jugé nécessaire, et que deux ou
trois jours après, il fut lui-même obligé de lui
prescrire, avec le plus grand succès, en dépit de
sa vomique imaginaire ; la consultation qui avoit
eu lieu pour la *Gramont*, ou femme *Antoine*, n'étoit

avec moitié eau commune à la malade par la bouche, ce que n'auroient pas permis le resserrement des dents ni les renvois écumeux auparavant; Mr Pierrot voyant qu'on essuyoit le visage de la malade couvert de sueurs , et

---

pas oubliée ni cet oracle , « *ce seroit être homicide de sa mort* » par lequel il répondit alors fort honnêtement, devant tout le monde , au C.^en Demangeon qui proposoit de faire vomir cette femme tombée dans un état apoplectique , après avoir mangé de la galette et bu de l'eau par dessus, dans un moment où elle avoit le cœur gonflé de chagrin. Plus tard, la réunion des médecins de l'arrondissement d'Épinal , pour la formation des comités de santé, où Mr Pierrot eut seul raison contre tous ses confrères , contre le Préfet lui-même et contre le Secrétaire-général de la Préfecture , qui ne purent lui faire entendre qu'il falloit deux élections, l'une pour le comité d'arrondissement et l'autre pour le comité central , d'après un arrêté conçu très-clairement; et quelques autres faits pareils ont dû faire savoir bon gré au C.^en Demangeon de n'avoir pas fait la moindre objection contre la potion précitée. En effet, il est très-probable que les observations eussent tout au plus servi à faire ôter à l'accoucheur toute influence sur le traitement ultérieur de la malade. Alors si elle mouroit, sa mort lui étoit imputée, et si elle guérissoit , le *par bonheur au médecin Pierrot pourtant* l'attendoit sans réplique avec des

craignant peut-être qu'en l'agitant on ne ré-
veillât une perte de sang, dit : *c'est bon, laissez-la tranquille à présent.* Au même instant
l'accoucheur, attentif à ce qu'un mal ne fût
pas suivi d'un autre mal plus grave, porta ses
regards vers la matrice qui, ramollie et bal-
lonée, cédoit à l'hémorrhagie. Du tems que,
pour y remédier, il retournoit les compresses
d'oxicrat à l'effet desquelles il aidoit par une

---

additions infinies, pour prouver que même l'accoucheur se seroit opposé à l'usage des remèdes
propres à réparer sa faute. *Sic vos non vobis,* etc.

L'accoucheur peut très-bien observer ici, sans
sortir de son sujet, qu'il a depuis guéri en peu
d'heures, et mis en état de porter son enfant à
terme, moyennant un vomitif, une nommée *Li-
braire,* logée alors ruelle Goéry, laquelle, après
avoir mangé du lait, tomba, durant sa grossesse,
dans une apoplexie sympathique avec l'estomac,
c'est-à-dire, dans le même état que la Gramont
après avoir mangé de la galette. Ainsi Mr Pierrot,
en répondant au C.^{en} Demangeon qui proposoit
le vomitif pour cette dernière, après avoir appris
que tous les remèdes employés étoient restés sans
effets, que, *ce seroit être homicide de sa mort,*
disoit peut-être plus vrai qu'il ne croyoit; car les
cataplasmes émolliens qu'il conseilla, lorsqu'on lui
demanda quel remède il y substitueroit, ne pouvoient
homicider la mort qui enleva cette mère de famille.

3 *

légère pression de la main, M.ʳ Colar, fesant alors le Pierrot, dit à l'accoucheur, comme pour le gourmander, ce qu'il venoit d'entendre dire au médecin Pierrot : *laissez-la donc tranquille* (1). L'accoucheur dont la patience déjà lassée par tant de contrariétés, se trouva poussée à bout, autant par la phrase que par le ton dont elle fut prononcée, répondit avec vivacité : *Monsieur, si vous voulez voir périr votre femme et que vous n'ayez aucune confiance en moi, vous n'avez qu'à le dire, je me retirerai. C'est dans le tems que j'arrête une hémorrhagie qui peut devenir mortelle en peu de tems, que vous prenez de l'humeur. Savez-vous que je ne reçois de leçons de personne ici, et que je connois mon état ?* Le médecin Pierrot dit : *laissez-le faire*, et M.ʳ Colar ne répliqua rien. Mais M.ᵐᵉ Delorme, sœur de l'accouchée, qui étoit arrivée quelque tems avant M.ʳ Pierrot, avec un enfant d'environ 18 mois sur les bras, lequel elle ne quitta point ; M.ᵐᵉ Delorme qui avoit été tout-à-fait inutile dans le tems que chacun

------

(1) Ne pourroit-on pas hasarder ici, au risque d'une dispute à qui l'aura, le distique suivant ?

Gardez, Monsieur, le beau nom de Pierrot ;
Il vous convient, car c'est celui d'un sot.

payoit de sa personne , et dont la présence s'étoit à peine fait remarquer jusqu'alors, voulut en spectatrice intelligente applaudir à qui de droit, en disant : *Deu ! il est bien permis à un mari qui voit sa femme dans un pareil état, de parler, j'espère ; il est bien le maître.* L'accoucheur répondit : *Vous vous trompez, madame ; il ne lui est pas permis de m'empêcher de sauver sa femme.*

La potion prescrite arriva enfin. Mais M.r Pierrot s'appercevant que la malade, à la suite d'une petite convulsion qui venoit de cesser, avoit encore les dents serrées, lorsque l'accoucheur se mettoit en devoir pour lui en donner, pria celui-ci d'attendre un instant. Bientôt les dents se desserrèrent, et la malade prit une petite cuillerée de la potion. Elle eut encore quelques accès de convulsions, mais toujours moins fréquens et moins longs, jusqu'à ce qu'ils cessèrent tout-à-fait.

L'accoucheur voyant sa malade sauvée ne pensoit plus aux contrariétés qu'il avoit éprouvées, et se livroit intérieurement à la joie que tout mèdecin éprouve, quand il n'a plus d'inquiétude sur le succès d'une guérison difficile. Il ne manquoit plus que l'approbation des spectateurs qui, n'ayant rien eu à faire que d'observer tranquillement, devoient encore avoir les impressions les plus fortes à l'esprit, et les faire connoître par des applaudissemens bien distribués. Aussi Mme Delorme qui composoit à elle seule tout le parterre, plus sensible à sa pointe contre l'accoucheur qu'à tout le reste, et tenant toujours sur les bras un enfant que celui-ci avait sauvé comme en dépit d'elle et uniquement appuyé de son mari qui, non-seulement consulta Mr Garnier pour vaincre la résistance de sa femme, mais encore administra lui-même et presque lui-seul les remèdes prescrits, parce que madame aimant son repos et peut-être aussi celui de ses enfans, ne pouvoit, disoit-elle, les faire prendre au petit malade; Mme Delorme vérifia le proverbe, *mulier vel amat vel odit*, en disant fort spirituellement et fort élégamment : *Par bonheur au médecin Pierrot, pourtant! Comme la potion qu'il a donnée a fait revenir ma sœur! Elle seroit morte pourtant sans lui!*

Quel rabat - joie, monsieur l'accoucheur ! comme vous vous en fesiez accroire sur votre mérite ! Cela dit en présence de tout le monde et de Mr Pierrot lui-même, qui parut gober la pilule sans nausées, devoit vous chatouiller fort agréablement l'oreille. Vous deviez bien sentir d'après cela que le latin a tort de dire, *sublatâ causâ, tollitur effectus*, et qu'il n'y a qu'une potion du mèdecin Pierrot qui puisse faire cesser l'effet, quand même la cause subsisteroit. Ainsi, Mr Colar avoit eu raison de vous crier d'un ton bourru : *laissez-la donc tranquille* , et Mme Delorme encore plus raison de l'appuyer, ayant eu l'esprit de voir la première que tout ce que vous fesiez étoit inutile pour sauver sa sœur *pourtant*. Il falloit au moins leur demander pardon à tous les deux. Voilà ce que c'est que d'avoir de l'esprit naturel ; il remplace l'éducation et peut même la confondre par sa finesse et ses subtilités.

Quoiqu'il en soit, l'accoucheur plongé encore dans sa douce illusion, fut tellement frappé de la beauté du compliment qui trouveroit à peine son pareil au marché aux poissons , qu'il en resta interdit. Réfléchissant l'instant d'après, qu'il se trouvoit entre deux feux, il craignit de manquer d'égards envers un confrère presqu'octogénaire à qui il crut devoir laisser le tems de répondre lui-même, plutôt que de le mettre dans le cas, par une répartie mal-adroite, d'attaquer ensuite par-derrière un ennemi que Mme Delorme attaquoit alors de front et avec front. Mais le confrère ne trouva rien à redire à l'ambigu ; il parut au contraire trèsflatté d'un morceau aussi friant, d'autant plus

de son goût qu'on est rarement dans le cas
de lui en servir de semblables. C'est pourquoi
l'accoucheur dit tranquillement, qu'il croyoit
la potion bonne, puisqu'il l'avoit approuvée;
mais que, s'il n'avoit pas accouché Mme Colar,
comme il l'avoit fait, il étoit probable qu'elle
n'auroit jamais plus pris de potion, et qu'ainsi
il seroit injuste d'attribuer à Mr Pierrot plus
qu'il n'avoit pu faire. En parlant de la sorte
il laissoit à un confrère tant soit peu gourmand,
sa part du gâteau, et défendoit honnêtement
la sienne devant des personnes qu'il savoit
n'être pas toutes disposées en sa faveur. *Vous
croyiez pourtant que ma sœur n'en reviendroit
pas*, repartit Mme Delorme. Le C.^en Demangeon dit qu'il avoit craint pour elle, mais que
tout ce qu'il avoit fait pour la sauver, prou-
voit qu'il n'en avoit pas désespéré. Et en vérité,
il n'y a que des imbécilles incapables de sentir
le danger, ou des égoïstes apathiques qui,
ne s'intéressant qu'à eux seuls, puissent n'avoir
aucune crainte en pareil cas.

Ces réponses toutes ménagées qu'elles fus-
sent, ne furent goûtées ni du médecin Pierrot
ni de Mme Delorme. Le premier étant sorti
avec l'accoucheur, et se jugeant encore plus
favorablement que ne feroient les femmes aux-
quelles il offre ses petits services, parla,

durant tout le chemin , non de la routine mais de l'expérience que lui avoit donnée son grand âge, en ajoutant modestement, comme une répétition de ce qu'il avoit déjà dit avant de sortir, ou comme un avis à qui voudroit en profiter, que ce n'étoit qu'en vieillissant qu'il avoit découvert qu'il ne savoit rien dans sa jeunesse. C'est peut-être à cause du degré de perfection, où il se trouva après cette importante découverte que d'autres avoient sans doute déjà faite avant lui, qu'il ne s'est plus mis en peine de lire ni d'écrire , pas même ses recettes. En effet, au lieu d'écrire, il va presque toujours, malgré que sa marche soit pénible, dire à l'apothicaire ce qu'il faut, et quand on lui demanda quels cata-plasmes émolliens il vouloit mettre sur le ventre de la *Gramont*, pour son indigestion, il ré-pondit que l'apothicaire le savoit bien. Ainsi ce que l'un ne sait pas, l'autre le sait. *Sera et sapientior ætas.* Comment un pareil génie ne seroit-il pas infaillible dans ses jugemens, et par conséquent inaccessible à toute espèce de contradiction , principalement quand il prononce sur des choses qu'il n'a jamais ou-bliées, telles que l'art des accouchemens, la vaccine, etc. (1)? On auroit beau dire que

-----

(1) L'accoucheur ignore si c'est de Mr Pierrot,

l'étude est toujours nécessaire au médecin ; la routine d'une sage-femme vieillie sans concur-.

---

qui paroît un peu plus silencieux à l'égard de la vaccine, depuis qu'il est membre d'un Comité particulièrement établi pour sa propagation, ou si c'est d'un autre médecin que parloit la mère Buquet, à l'occasion d'une légère indisposition de l'enfant de son gendre Guillot. Le C.^{en} Demangeon avoit engagé celui-ci, son beau frère, à faire vacciner, le printems dernier, sa petite, pour la soustraire aux ravages de la petite vérole déjà déclarée aux environs, et il étoit parvenu, malgré quelque résistance de la part de Mme Buquet et de sa fille, à faire une opération qui lui tenoit à cœur par le seul intérêt que lui inspiroit l'enfant. Environ six semaines après la vaccine, la petite tenue long-tems à l'air libre, avec une mise trop légère, prit un petit rhume. C'est alors que les termes un peu grenadiers de Mme Buquet, tels que *les f. bêtes de vaccineurs*, etc., galoppèrent aux trousses du vaccinateur en voyage alors, au point de faire pleurer sa belle-mère et sa femme. Le jeune Guillot et sa respectable mère, qu'une éducation et un caractère différens fesoient souffrir de ces propos tenus honnêtement en leur présence, essayèrent envain de lui faire entendre raison, en citant les autres enfans vaccinés au même lieu, lesquels étoient tous bien portans, et en observant que la vaccine n'exemptoit pas du rhume les enfans -qu'on tenoit long-tems exposés au froid, en causant sur un banc devant une maison. Mme Buquet

renle, et l'expérience de M.ʳ Pierrot, en donnant un tact qui n'est point sujet à erreur,

---

n'eût pas tort, car, à l'en croire, elle avoit ouï
dire à des mèdecins d'esprit, qu'il n'y avoit que
les bètes qui pussent ajouter foi à la vaccine
qui n'étoit qu'*une sacrée vacherie*. On croiroit d'a-
près cela, que cette bonne dame connoît l'histoire
d'Egypte où les vaches étoient en effet sacrées, à
cause de leur utilité reconnue, déjà avant la vaccine, pour les hommes et même pour quelques
femmes, qui aiment tant de s'assouplir l'humeur
tous les matins, par une écuelle de café avec un
peu de *vacherie* dedans qu'elles s'inoculent, non
sur le bras, mais dans la bouche et l'estomac.
Eh bien, point du tout. Elle n'est pas plus ins-
truite que M.ᵐᵉ Delorme, le bijou de ses filles;
et les belles choses qu'elles disent toutes deux leur
viennent naturellement et comme par inspiration.
M.ᵐᵉ Buquet ayant vu des maisons entières dé-
solées par la petite vérole, qui, l'été dernier,
moissonnoit à Charmes et dans les villages voisins,
des trois à quatre enfans d'une même famille,
s'est sûrement expliquée sur sa promptitude à
juger des bêtes, d'après l'avis des mèdecins d'esprit. Nullement. Elle a seulement eu la complaisance de renoncer aux consultations que le C.ᵉⁿ
Demangeon avoit coutume de lui donner gratis,
quand il se trouvoit à Charmes.

On ne peut d'ailleurs disconvenir qu'il n'y ait
beaucoup d'esprit à dire, comme M.ʳ Pierrot,

prouvent le contraire. Malgré toutes ses
qualités et les coups redoublés de trompette

---

lorsqu'on lui parle de vaccine, de *laisser faire la
nature, parce qu'il faut que les enfans se purgent.*
Il paroît d'après lui que la nature opère par la
petite vérole, et qu'avant que les Arabes l'eussent apportée d'Afrique en Europe, la nature ne
pouvoit agir. Ainsi *Rhazes*, mèdecin arabe, qui
le premier nous donna une description complette
de la variole et de son traitement, sur la fin
du neuvième siècle, en nous racontant qu'il n'y
avoit qu'*Aaron*, mèdecin d'Alexandrie, qui eût
déjà écrit sur cette maladie, en 622, nous fait
connoître depuis quand la nature opère d'après
les vues sublimes de Mr Pierrot. Les historiens
qui nous ont dit qu'avant cette époque, les Eu-
ropéens étoient forts, robustes, beaux, bien faits
et vaillans, nous auroient donc trompés, puisque la nature n'avoit pas encore la variole à sa
disposition pour former de tels hommes. Il n'y
a tels que les hommes façonnés et purgés par
la petite vérole. C'est dommage qu'ils ne survi-
vent pas toujours à cette belle façon et à cette
utile purgation. Mais n'importe, il vaut mieux,
quand on a de l'esprit, exposer tous ses enfans
à périr, qu'à être privés des traits de beauté
et de perfection que la petite vérole imprime
dans les yeux, sur le nez et les autres parties
du visage ainsi que dans les membres et sur tout
le corps. Voilà comme un mèdecin et une ren-
tière d'esprit attrapent les secrets de la nature,

que la bonne Nana embouche si gracieuse-
ment en sa faveur, il ne continua pas long-

---

et font connoître ses procédés aux idiots. Quelle
perte qu'il n'ait pas toujours existé des mèdecins
d'esprit, pour empêcher d'adopter les mesures
qui ont fait cesser en Europe la peste et la la-
drerie dont la nature auroit presque pu tirer un
aussi bon parti que de la variole. Nous devons
nous attendre qu'avec cet esprit, ces braves gens
nous conseilleront de mettre les cimetières au mi-
lieu des villes, ou mieux encore, de laisser les ca-
davres sans sépulture, et tous les foyers de putré-
faction dans les appartemens, de manger les ani-
maux qui succombent aux maladies pestilentielles,
de laisser aborder tous les vaisseaux sans qua-
rantaine, comme celui qui a apporté dernièrement
à Malaga l'épidémie qui a purgé cette ville, dans
l'espace de quelques mois, de six mille personnes qui se putréfient pour fournir à la nature
matière à de nouveaux procédés etc.; car en
suivant des avis contraires, on empêcheroit les
autres maladies aussi utiles à l'espèce humaine,
que celle qui purge les enfans à la Pierrot. Cela
prouveroit qu'il y a une nouvelle espèce de mèdecins, savoir, ceux qui ont de l'esprit comme
la mère Buquet, dont le but est d'empêcher
que l'on ne contrarie la nature, en prévenant
ou en arrêtant les maladies. *Similis simili gau-
det.* Voyez dans mon *Tableau d'un triple éta-
blissement à Copenhague*, p. 29 ; ou dans mon
Examen critique de la doctrine de Sacombe p. 187,
quels ravages la petite vérole peut produire.

tems ses visites à Mme Colar; soit qu'il fût content du mérite que lui avoit valu l'à-propos de son arrivée, pour prescrire la potion merveilleuse qui sauva la malade, lorsque le danger fut passé; soit qu'il eût perdu à être plus connu , ou que trop cassé, on eût voulu le ménager, peut-être même malgré lui; car, il est comme ces grands hommes qui, après avoir procuré le repos à bien du monde, ne veulent jamais se reposer eux-mêmes (1).

---

(1) C'est peut-être parce qu'il a bientôt jeté ses feux et que l'ombre de la guérison suffit pour lui rapeler l'ombre de ses lauriers que Mr Pierrot, mettant ses malades hydropiques en perce, avec la même gaieté de cœur, qu'un tonneau oinopique ou vinopique , a la bonté de blâmer les remèdes administrés par ses confrères, et que la ponction que ceux-ci ne regardent que comme un palliatif utile en certains cas, est à ses yeux l'unique et principal remède.

> C'est un fait qu'il ne voit, pareil à un enfant ,
> Que le tambour — major dans tout un régiment.

Selon lui, Mme B.... a déjà trop pris de remèdes, et elle auroit dû s'en tenir à la ponction qui vaut mieux que tous les médicamens et les *pataraffes* des C.^{ens} Garnier et Demangeon. Cela prouve toujours qu'il y a des mèdecins qui

Le C.^{en} Demangeon apprit, dans sa pro‑ chaine visite, que quand on avoit présenté

———————————

ont le secret de faire cesser l'effet, en laissant subsister la cause, et que c'est une mauvaise méthode du C.^{en} Demangeon, d'avoir guéri d'hy‑ dropisie le fils *Vital* et la femme *Marandé‑Leclerc*, à Charmes; la fille *Noel*, aux Verrières d'Onzaine; Mr *Martinprey*, à Domèvre‑sur‑Durbion ; Mr *Mongel*, à Vaudéville; Mr *Aymonin*, à Épinal etc., sans ponction, puisqu'il est plus expéditif de met‑ tre ses malades en perce, sans les tourmenter d'au‑ cun remède. Mr Pierrot blâme les remèdes, parce que, dit‑il, il ne les aime pas. Cela se conçoît; l'on n'aime guère que ce que l'on connoît. Aussi n'en donne‑t‑il à ses malades que pour leur bon plaisir, quand ils lui en demandent; encore ne sont‑ce pas des remèdes, ce sont seulement des médecines, par demi‑douzaine ou par douzaine dans une seule maladie, sur‑tout lorsqu'elle a un caractère protéiforme, et qu'elle change de nom tous les huit jours, comme celle de Monsieur B...., qui a fini par avoir la matrice dérangée, à en juger par ses vapeurs tardives. Ceci nous rap‑ pelle la médecine telle qu'elle se fesoit du tems de Louis XIII à qui, dans les dix derniers mois de sa vie, l'on fit 47 saignées, l'on donna 215 purgatifs et 210 lavemens. On voit par‑là que Mr Pierrot est vieux médecin, sous plus d'un rapport. Il ne faut donc pas s'étonner qu'il regarde l'opium comme un poison, dans le début

à Mme Colar son petit, elle avoit demandé à qui étoit cet enfant-là? et qu'elle avoit eu de la peine à croire que ce fût le sien. Elle eut la naïveté de lui dire, ainsi qu'à plusieurs autres personnes, qu'en connoissance, elle n'auroit jamais consenti qu'on l'accouchât avec

---

d'une jaunisse qui se déclare subitement par l'effet du chagrin, à la réception d'une nouvelle fâcheuse. Quand on suit une si bonne méthode, et qu'on fait preuve de tant de savoir, on est en droit de critiquer ses confrères, pour qu'ils aient plus de peine à vaincre la répugnance de leurs malades pour les remèdes, et qu'ils ne puissent les guérir que comme Mr Pierrot guérit les siens. Mr *Paysal*, attaqué d'un érésypèle phlegmoneux, étoit, l'année passée, comme on le dit dans un grand repas, d'après le jugement d'un grand médecin, *un homme mort*, parce que le C.^{en} Demangeon l'avoit saigné. Cependant en dépit d'un si beau pronostic, il se porta bien au bout de quinze jours. Autre explication: Il n'y avoit pourtant qu'un seul cas où la saignée convînt, et ç'avoit peut-être été celui-là. Il y a deux ans passés que Mr *de Rosière* eut aussi la complaisance de démentir en faveur du C.^{en} Demangeon qui osa le saigner à l'âge de plus de 70 ans, le pronostic d'hydropisie et de mort qui furent remplacés par une guérison complette. etc. etc.

avec le forceps , quoiqu'elle ne se plaignît ,
et qu'elle ne se soit jamais plaint d'avoir au‑
cune trace douloureuse du mode d'accouche‑
ment. Elle ne savoit sûrement pas encore que
son mari, au lieu de donner de bons con‑
seils, tels que son titre l'y autorise, en re‑
cevroit, au contraire, de mauvais, et s'avi‑
seroit de répandre qu'un accouchement, qu'il
avoit lui seul retardé, avoit été fait trop tard
par le C.^{en} Demangeon. Mais les enfans, en
grandissant, perdent leur naïveté et acquiè‑
rent, sur‑tout à l'école de la savante Nana,
de l'honnêteté et de l'esprit; et Mme Colar,
depuis le payement de l'accoucheur, en a
montré autant que sa sœur *pourtant*. Cela se
conçoit, tout chien chasse de race. Le C.^{en}
Demangeon ayant à cœur la guérison de sa
malade, continua à la voir régulièrement,
d'autant plus qu'on ne lui témoigna aucune
espèce de mécontentement alors, bien qu'il
ne cachât pas son sentiment à Mr Colar,
sur sa consultation déplacée, en lui disant
que le forceps avoit été appliqué un peu
trop tard. Il reste à savoir, si c'est ce re‑
proche, fait pourtant très‑honnêtement, si
c'est un petit accès de fièvre jaune (1), si

______

(1) La fièvre jaune est une maladie dangereuse
à traiter. L'abbé Gérard , actuellement curé de

4

c'est l'officieuse Nana qui en veut à l'accoucheur, et pour cause, ou enfin si c'est M.me

---

Charmes, courut, durant la révolution, un très-
grand danger, pour en avoir voulu calmer quelques
symptômes chez la mère Buquet à son confession-
nal. Il prit heureusement de la poudre d'escampette
qui étoit alors le souverain remède pour lui.

Une chose contraire dans la fièvre jaune, c'est
la purgation, à moins qu'elle ne soit très-légère et
presqu'imperceptible. Le C.en Demangeon pense que,
s'il n'avoit pas purgé la bourse de M.me Colar de
deux louis, le délire eût été plus calme, et qu'alors
la malade n'eût pas dit de lui à la fin de chaque
rêve : *notez-bien, c'est qu'il a encore demandé deux
louis.* Ainsi, d'après elle, la coqueluche, la nuit
blanche, l'accouchement et leurs suites, à part
même les contrariétés, etc., dévoient se guérir
moyennant une recette de 12 francs ou d'un louis
au plus. Il est vrai qu'à son arrivée à Charmes,
avant de s'être fait connoître par sa pratique, le C.en
Demangeon s'en tenoit par prudence à des moyens
moins irritans, sur-tout lorsqu'il ne s'agissoit que
d'un simple accouchement qu'une sage-femme
auroit pu faire chez des personnes honnêtes, peu
exigeantes et moins riches. Mais ces heureux tems
où l'accoucheur devoit, par quelques sacrifices pé-
cuniaires, aider à établir sa réputation, n'existoient
plus, lorsque M.me Colar fut accouchée. En effet,
sa réputation étoit si bien faite alors, que malgré
l'aversion dont M.me Buquet lui avoit déjà donné

Delorme qui ne se trouva pas encore assez. vengée de son allaitement (1), qui auroient ali-

---

des preuves à Charmes, en. critiquant ses remèdes chez la jeune *Naudon*, qu'il parvint à guérir malgré ses observations judicieuses sur le danger des gouttes d'Hoffmann, et en le supplantant chez la *Dupari* où elle envoya un Chirurgien de chasseurs logé chez elle, dont les remèdes n'eurent pas un succès brillant, le Citoyen Demangeon fut choisi pour accoucher Mesdames Delorme et Colar à Épinal. C'est sans doute un bien pour celui-ci, que cela ne soit pas arrivé deux ans plutôt, car les recommandations que lui a values l'accouchement de Mme Colar, ne sont pas de nature à faire une réputation bien brillante à un chirurgien. Tout devroit peser dans la balance, et si l'accoucheur avoit usé de représailles, ou seulement de tous ses droits, la fièvre jaune eût peutêtre été accompagnée d'un plus grand délire encore, pour lequel il n'eût fallu rien moins qu'une potion du médecin Pierrot, les soins de Nana et l'activité secourable de Mme Delorme.

---

(1) Le C.^en Demangeon fesant quelques jours. après une visite à Mme Colar, demanda à Mme Delorme qui se trouvoit chez elle, comment alloient ses enfans. *Certes*, répondit-elle, *la petite ne va pas trop bien; une autre fois je n'écouterai plus les médecins qui voudront me faire sevrer mes enfans si jeunes. C'est encore une pierre que vous jetez dans*.

menté cette animosité ingénieuse dans ses calomnies et dans sa critique touchant un des accou-

---

mon jardin, dit l'accoucheur, *et cependant vous sa-*
vez bien que l'idée de sevrer votre enfant ne vient
pas de moi.

Voici le fait. On avoit mis l'enfant dont il avoit
si mal-adroitement conseillé l'allaitement à Mme
Delorme, chez une nourrice très-vieille au lait,
sans égard pour ses observations à ce sujet. Au
bout de quatre à cinq mois la pauvre nourrice
excédée tomba malade, et Mr Delorme ayant
passé chez elle avant son parfait rétablissement,
jugea qu'elle ne pouvoit plus avoir guère de lait.
Le C.^{en} Demangeon se rendit, à son invitation,
chez elle, pour s'en assurer. Il fit d'abord connoître à la nourrice pourquoi il étoit venu. Elle
lui dit qu'en effet, elle n'avoit plus guère de lait;
néanmoins elle en fit encore un peu jaillir devant
lui. Elle lui montra l'enfant assez bien portant et
couché très-proprement. Le C.^{en} Demangeon rendit
l'exacte vérité chez Mr Delorme, et, d'après ce
qu'il avoit dit, on auroit peut-être laissé l'enfant
à la nourrice, si, étant venue à Épinal passer
quelques jours avec son nourrisson, elle ne se fût
trahie elle-même en ne donnant presque plus le
sein. C'étoit une femme très-douce et très-soi-
gneuse ; et Mr Delorme, aussi honnête que sa
femme l'est peu, craignant de lui faire de la peine
en lui retirant son enfant sans ménagement, vint
prier le C.^{en} Demangeon de passer à la maison,

chemens les plus faits pour honorer la pratique de l'accoucheur.

---

pour dire qu'il étoit tems de le sevrer. Ce dernier y passa par complaisance, sachant que l'enfant étoit déjà à-peu-près sevré de fait. Voilà l'é-
nigme expliqué et les torts que lui reprochoit M.me
Delorme qui est dans la persuasion, que ses enfans, quoique forts et aussi bien portans que tout
autre à leur naissance, ont néanmoins la fatalité
de ne pouvoir être sevrés qu'après la première
dentition achevée, si l'on ne veut les voir périr.
Mais cette prétendue fatalité particulière à ses
enfans, paroît tenir beaucoup à la mère, qui les
abandonne un peu trop lestement à des mains
mercenaires déjà trop occupées ou dirigées par
l'étourderie cachée sous l'apparence du zèle. En
effet, l'enfant bien portant en sortant des mains
de la nourrice, quoique déjà sevré, ne tarda pas
long-tems à tomber en chartre, son ventre ayant
pris beaucoup de volume et de dureté, et ses
membres s'étant émaciés considérablement. Cette
maladie appelée aussi *Atrophie*, en allemand *Ver-
fütterung*, vient du mauvais régime que l'on fait
tenir aux enfans, en les bourrant d'alimens mal
préparés ou indigestes qui, étant trop lourds pour
leurs forces digestives, ne fournissent que des sucs
incapables de parcourir toute l'étendue de leurs
couloirs ténus. Le C.en Demangeon en ayant tout
de suite reconnu la cause, lorsqu'il fut appelé,
prescrivit d'abord la teinture aqueuse de rhubarbe

En usant de la bonne politique, qui consiste à ménager encore plus ceux qui peûvent

---

avec du sirop pour remonter le ton de l'estomac. Mais ce fut sans beaucoup de succès, parce que le défaut d'intelligence ou de soins à élever l'enfant, reproduisoit la cause du mal tous les jours. C'est pourquoi, pensant, d'après ce qui s'étoit passé pour l'autre enfant, qu'il falloit peu compter sur les soins de la mère, le C.^{en} Demangeon conseilla de remettre la petite au lait de femme ; ce qui l'a sauvée et guérie. C'étoit pour voir ce même enfant, qu'appelé par Mme Delorme, en passant près de chez elle, quelque tems après les complimens qu'elle lui avoit faits chez sa sœur, il lui dit sur sa porte que, malgré l'intérêt qu'il prenoit à ses enfans, il ne pouvoit plus leur donner ses soins ; parce que les discours qu'elle avoit tenus prouvoient qu'elle n'avoit point de confiance en lui, et que d'ailleurs sa réputation lui étoit plus chère que l'argent qu'elle pourroit lui donner. Il ajouta que les enfans eux-mêmes en profiteroient, parce qu'elle exécuteroit plus volontiers les ordonnances d'un autre mèdecin. Cela n'empêcha pas qu'il n'entrât sur l'invitation de Mr Delorme et de la mère Buquet qui excusa sa fille de ce qu'elle avoit dit sur son état de grossesse. Au fur et à mesure que la petite Delorme se rétablissoit, l'enfant de la nourrice sevré et éloigné de sa mère s'atrophia aussi. Elle fut sauvée par la teinture aqueuse de rhubarbe avec les additions indiquées, quoiqu'elle fut très-malade et

être nuisibles que ceux qui peuvent être utiles, sans égard pour l'ordre ni pour le bien gé-

---

qu'on en désespéra ; ce qui fait croire que la personne chez qui elle étoit en avoit encore assez soin.

Si la haine et l'amour propre blessé n'avoit pas dirigé Mme Delorme, elle se seroit peut-être souvenue qu'elle n'a d'enfans vivans , que ceux qu'a soignés le C.^en Demangeon ; qu'elle en a eu deux des morts avant qu'il fût admis comme médecin chez elle, et qu'elle en a encore eu un autre de mort, depuis qu'il n'y est plus. Mr Colar a vu aussi périr son premier vers l'âge de 6 mois d'une coqueluche qui ne pouvoit, dans son principe, être plus forte que celle de son petit neveu, et il s'en est pris, ainsi que sa femme, à la nourrice qui les avoit avertis, parce qu'il leur faut toujours quelqu'un qui ait tort pour eux. C'est aussi ainsi qu'en agissent la mère Buquet et sa fille Delorme qui n'accusoit pas son insouciance, mais un vomitif prescrit par d'autres médecins, d'avoir fait périr un de ses petits , lorsqu'il fut question de guérir celui qui a été réchappé par ce même moyen presque toujours indispensable dans la coqueluche. Les médecins ne devroient plus entrer chez de pareils gens, et le C.^en Demangeon s'en est expliqué chez quelqu'un qui tient à la famille.

Le C.^en Demangeon voudroit avoir un tort de moins envers Mme Delorme qui ne met pas plus de bornes à ses malhonêtetés qu'à sa vengeance,

néral, l'on échappe plus facilement à la critique ; et un peu de flatterie suffit souvent
pour faire taire la jalousie , car il n'est pas
toujours bon d'avoir raison. Mais pour n'avoir

---

parce que la vanité lui en fait un peu trop accroire
sur un mérite uniquement appuyé de la fortune
qui a favorisé ses parens dans le tems qu'elle dis-
gracioit d'autres personnes. On fesoit compliment
à cette dame du mariage de sa sœur aînée avec
le jeune Guillot qui, disoit-on, étoit un jeune
homme doux, honnête, de bonne famille et qui
d'ailleurs avoit encore du bien. Mme Delorme ,
toujours soi-même , répondit d'un air et d'un ton
dédaigneux : *Si ma sœur n'en avoit pas davantage* ,
ils n'auroient pas grand'chose. Le C.^{en} Demangeon
l'ayant appris, dit qu'il avoit épousé une demoiselle
Guillot, et que malgré la prépondérance de fortune il n'auroit pas épousé une demoiselle Buquet.
Et c'est peut-être à cause de cet aveu confirmé
par sa conduite précédente, que la mère Buquet
qui lui en vouloit déjà auparavant , lui en a voulu
davantage depuis , aussi bien que celle qui l'avoit
provoqué par une malhonèteté nullement méritée
de la part du jeune Guillot, dont la mère, d'une
des familles les plus respectables du pays, vit de
son revenu qui lui a encore suffi à bien élever
ses enfans, après avoir vendu deux fermes pour
éviter une banqueroute qu'on lui conseilloit de faire.
Il y a des gens qui auroient peut-être mieux aimé
les fermes que tant d'honneur et de probité.

pas à redouter le jugement de sa propre conscience, le mèdecin dévoué à l'honneur et à la guérison de ses malades, croiroit se déshonorer et s'avilir, si la franchise et la loyauté ne servoit immuablement de règle à sa conduite. Voilà pourquoi le C.^{en} Demangeon n'est ni esclave des commères ni courtisan de la sotte vanité, quelle que puisse être leur influence. Aussi est-ce à des confrères d'un mérite non problématique pour lui, qu'il s'est toujours rattaché dans les cas difficiles de sa pratique. C'est en conséquence de ses sentimens qu'il vit avec plaisir, quoiqu'il ne l'eût pas demandé, qu'on remplaça Mr Pierrot par le mèdecin *Garnier*. En effet, ce n'étoit pas la première fois que l'accoucheur se trouvoit avec ce dernier qu'il regarde comme un des plus instruits du Département, et qui, assez riche de ses propres succès, n'auroit garde de s'attribuer ceux des autres. Mme Colar n'eût pas à s'en plaindre non plus, car, quoiqu'elle eût, outre les suites de l'accouchement, un reste de coqueluche qui augmentoit de beaucoup son épuisement et sa foiblesse, elle fut à peine un mois à se rétablir; Ce qui néanmoins ne prouve pas, qu'Ovide ait eu tort de dire :

> *Vidi ego quod fuerat primo sanabile vulnus,*
> *Dilatum longa damna tulisse mora.*

Voilà l'exposé d'un accouchement auquel on a donné plus d'importance qu'il n'en méritoit. Lassé enfin d'en entendre parler et déraisonner, l'accoucheur a cru devoir le faire connoître aux curieux qui tiennent à cet adage : *audiatur et altera pars*. Il a eu de la peine à s'y résoudre, vu que le médecin, fort de sa conscience, doit s'accoutumer à supporter l'ingratitude et les injustices en silence. Le C.^{en} Demangeon avoit d'autant plus aisé à supporter les torts qu'on lui donnoit dans le principe, qu'ils ne consistoient qu'à n'avoir pas été assez sorcier, pour prévoir que Mr Colar iroit en consultation au moment d'agir ; car pour les convulsions, on ne peut dire qu'il ne les avoit pas pressenties, puisqu'il avoit employé les remèdes les plus efficaces contr'elles avant leur accès.

Ce qui prouve néanmoins que l'accoucheur n'avoit pas trop bien agi, c'est que Mr Colar, par son heureux naturel, l'a déjà surpassé ; car, dans le second accouchement de sa femme, il a demandé le forceps assez tôt, pour avoir le tems de faire parler les oracles, afin de décider le peuple. Cette grande sagesse de prévoir ce qui seroit difficilement arrivé, vu que la voie étoit frayée, qu'il n'y avoit point eu de maladie préalable et que par conséquent la seu-

sibilité ne pouvoit être exaltée comme la première fois, vient de la même source que la
consultation au premier accouchement; la première fois c'étoit la crainte du forceps, et la
seconde, la crainte des convulsions qui lui
donnoient ses talens heureux qui font qu'il
en impose même aux accoucheurs. Cela
prouve suffisamment que M.ʳ Colar n'est pas
homme à s'opposer à l'usage du forceps, pourvu
que l'application n'en soit pas indispensable-
ment nécessaire et urgente. C'est dommage
qu'il ne soit pas maître d'école dans quelque
village; car, s'il avoit une fois manqué de
sonner pour un orage désastreux, il en auroit
indemnisé les paysans, en sonnant tous les jours
de l'année pour réparer sa faute.

Mais c'est l'heureuse idée de la supposition
des mensonges et l'inépuisable fabrique d'où
ils se sont tirés si long-tems, qui ont enfin
triomphé de la répugnance du C.ᵉⁿ Demangeon, à fouetter des enfans qui s'enhardis-
soient par l'impunité et dont on ne pouvoit
rien obtenir par les sentimens. Un petit défi
de la part d'un confrère qui jugeoit monsieur
Colar, etc., hors des atteintes de la justice
médicale, a aussi un peu gravité dans la
balance contre l'indécision. D'ailleurs, c'est
que par un silence plus long, après tant de

provocations à le rompre, on auroit pu croire que l'accoucheur avoit les torts que la haine lui fabriquoit, sur-tout durant son absence d'Épinal, laquelle peut se renouveler; et ceux même que leur conscience avoit démentis jusqu'alors, finir par croire qu'ils avoient eu raison, quoiqu'ils n'eussent pu s'en douter dans le principe.

En le rédigeant, l'auteur auroit manqué son but, si l'on regardoit son ouvrage comme une justification dont il n'a pas besoin, ne voulant être jugé que d'après les résultats de sa pratique. C'est uniquement une légère esquisse des mœurs du tems ainsi que du ton des petites villes chez les gens qui ont de petites prétentions et de petites haines encore plus grandes que leur mérite. Le fond du tableau étoit fait, et il ne dépendoit pas de l'ouvrier d'y rien changer. Quant au coloris, il a fait usage de celui que sembloit exiger un sujet aussi ingrat. C'est maintenant à d'autres à juger des personnages qui ont voulu y figurer. Les amis y désapprouveront peut-être la présence du plus vieux personnage qui, s'il s'étoit montré plus respectable, eût été plus respecté. Cependant, il est assez naturel de grouper le vieillard avec les enfans, car souvent redevenant enfant, il recherche leurs amu-

æmens et leurs joujoux. Voilà comment, après
avoir été vieux mèdecin, on peut redevenir
mèdecin enfant. Cela ne dit rien pour les
amis, et à leurs yeux le jeune mèdecin, malgré toutes les injustices qu'on lui a faites,
aura toujours tort, s'il dit mot.

> Il doit vraiment, tel qu'un timide agneau,
> Au loup qui boit, jamais ne troubler l'eau ;
> Ou mieux encor du renard, comme une oie,
> Complimenter l'arrivée avec joie.

Quoiqu'il en soit, l'âge, en usant le corps,
semble ne pas toujours user la jalousie ni les
prétentions ridicules. Les mèdecins *Leclerc*,
Thiriat etc., ont aussi eu à se plaindre du
vieil homme. Pour le faire taire, quelques-uns ont pris le parti de le consulter, et le Préfet lui-même a, pour ainsi dire,
usé du même moyen ; car c'est en le nom-
mant membre du Comité de vaccine, qu'il
paroît l'avoir presque reconcilié avec cette
heureuse découverte. Mais il y a plusieurs
chemins qui conduisent à Rome, et le Citoyen Demangeon qui ne connoît pas assez
les accommodemens politiques, préfère, sans
prétendre toutefois s'acquitter envers tout le
monde, chose à lui impossible, payer au-
moins, en y allant, le conducteur en espèces reçues. Il sait bien qu'il est encore en

redevance envers quelques autres de ses confrères; mais comme il ne leur a jamais donné
que de bonnes espèces, il aime à croire qu'ils
n'useront pas de contrainte envers lui, ou du
moins qu'ils en feront la déclaration d'a-
vance, sans imiter

> . . . . Cet imposteur, dont la haine timide,
> Ne lance qu'en secret son aiguillon perfide ;
> Reptile vénimeux qui s'approche sans bruit,
> Mord sans qu'on l'aperçoive, et sous l'herbe s'enfuit. *Popign.*

En donnant un échatnillon du discerne-
ment, de la délicatesse et de la reconnais-
sance de certaines gens, l'auteur a cru servir
ses confrères en général, et même le public
qui se trouvera mieux soigné dans les maladies, dès qu'ils seront moins esclaves des
préjugés et du caquet des commères. En effet, il arrive souvent que dans une maladie très-dangereuse ou évidemment mortelle
sans les secours de l'art, la calomnie empêche le médecin d'administrer le seul remède
qui pourroit encore sauver. C'est peut-être
aussi un peu ce tyran caché, que tout le monde
n'est pas maître de mépriser, qui empêcha
quelques-uns de ses confrères d'acquiescer au
vomitif que l'auteur avoit proposé pour la
Antoine dont il a été question : car comme
il y avoit peu d'espoir de réussir à la sau-

ver, on devoit craindre d'être accusé par le public de l'avoir fait périr, si le remède, non-généralement approuvé, n'étoit suivi du succès. Pour empêcher que le public, le malade et le médecin lui-même ne soient dupes ou victimes de la mauvaise foi, de la prévention ou de l'étourderie d'une garde, ce dernier devroit, au lieu de montrer une condescendance dangereuse, faire écarter toute garde prévenue contre lui, sur-tout quand il la juge d'ailleurs impropre à son état. Il n'y a peut-être point d'homme de l'art qui, dans le cours de sa pratique, n'ait eu à regretter d'avoir tenu une autre conduite. Il doit se retirer lui-même en cas de refus, car un malade qui tient plus à une garde qu'au médecin, a peu de confiance en celui de qui il doit obtenir sa guérison. Le célèbre *Celse* supposoit sûrement un public raisonnable et non égaré par les commères, en écrivant que dans le cas d'une mort inévitable, il valoit mieux donner un remède dont l'effet seroit douteux, que de ne donner aucun remède : *Melius est anceps remedium quam nullum remedium.* Aussi peut-on dire avec hardiesse, que les médecins qui nourrissent les préjugés et les faux jugemens du public, lorsqu'ils y trouvent leur intérêt, sont les ennemis de tout le monde et la peste la plus redoutable de la médecine. Il est même dangereux pour eux de réchauffer dans leur sein un serpent dont la morsure vénimeuse peut les faire tomber les premiers. Ceux qui connoissent l'auteur, savent que, quand il est question de ses confrères chez des malades, il garde le silence ou n'ouvre la bouche que pour leur faire rendre justice, en parlant en leur faveur. Quoique son exemple ne soit pas très-contagieux, il est pourtant vrai que plusieurs hommes de l'art font la même chose à Épinal, depuis quelques années; ce qui doit leur mériter l'estime générale.

Quels que soient les jugemens que l'on portera sur son ouvrage, l'auteur peut dire que c'est autant pour l'utilité commune que pour sa propre satisfaction qu'il s'est déterminé à le publier. En effet, il étoit indifférent pour sa pratique qui n'a jamais été plus grande que l'année dernière. La maison qu'occupe Mme Delorme et les Colar, est comme une île autour de laquelle il continue à voguer librement; aucun des voisins qu'il a tous traités avec succès ainsi que leurs enfans, quelques-uns même, tel que Mr *Lebrunt*, de maladie réputée incurable par d'autres, ne s'étant laissé aller aux vents que la calomnie souffloit au large. Il y a plus. C'est que ceux

par

par la bouche de qui elle souffle aujourd'hui ses poisons, y ont résisté long-tems, car le C.^{en} Demangeon a continué de traiter, depuis l'accouchement de Mme Colar, tant à Épinal qu'à Charmes, mère, sœur, enfans, domestiques, etc. Il est sûrement bien dur, de n'être pas cru par ses parens et ses domestiques.

. Le C.^{en} Demangeon n'a pu placer dans le même tableau les personnes de la même famille, que des sentimens et une conduite différente en plaçoient dehors, parce qu'il respecte tout ce qui est respectable, mais sur-tout la vérité et la justice. Il croit n'avoir rien dit que de conforme à la vérité; et s'il lui avoit échappé la moindre chose qui y fût contraire, il se feroit un honneur de la rectifier. En lisant les feuilles périodiques, il a cru s'appercevoir que pour ne pas guerroyer long-tems, il falloit absolument mettre les ennemis de mauvaise foi hors de combat. D'ailleurs un fort doit se défendre encore plus vigoureusement qu'il n'est attaqué, pour repousser les assaillans au loin, et se garantir de tout danger ultérieur. C'est aussi ce que croit avoir fait le C.^{en} Demangeon.

S'il s'est permis quelques plaisanteries, c'est une attention de sa part pour un peu égayer Nana, Mme Delorme, Mr Colar, etc., qui continuent toujours à prendre un air sérieux et empesé, quand ils le rencontrent. Ils doivent se réjouir, à présent que tout le monde va savoir ce qu'ils n'ont encore pu raconter qu'à leurs connoissances. C'est donc un vrai service de leur épargner la peine de raconter encore ce qu'ils devroient être fatigués de raconter depuis si long-tems, d'autant plus qu'on n'y perdra pas du côté de la vérité et de l'exactitude. M.ʳ Colar qui a de la pénétration et beaucoup de connoissances, sur-tout en médecine, verra bien si cet ouvrage est de l'auteur qui l'a composé : sa perspicacité est telle, qu'il a bien vu que les autres ouvrages du C.ᵉⁿ Demangeon sur les accouchemens devoient être d'un autre, et quoiqu'on ait pu lui dire, M.ʳ Colar n'a écouté personne, parce qu'il n'a d'oreilles que quand il parle. *Si tacuisses, mihi magnus philosophus fuisses.* Mais laissons dans la mêlée ceux qui s'y sont jetés, et comme les chirurgiens ne demandent que plaies et bosses, principalement chez des pratiques aussi généreuses et aussi reconnoissantes que la mère Buquet, terminons en disant :

« Frappez toujours, quoique l'on en guérisse,
» On en verra du moins la cicatrice ».

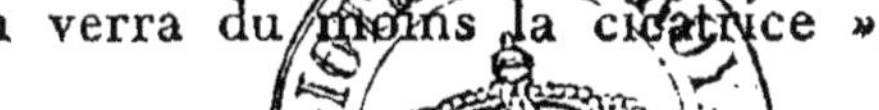

F

9 782019 980146